AF331461

TRAITEMENT HÉROÏQUE

DE LA

GRAVELLE

AU MOYEN DE

MÉDICAMENTS SPÉCIFIQUES

PAR

Adrien PELADAN Fils

Médecin-spécialiste.

Prix de cet opuscule expédié *franco*, **50** centimes

Pose contre les Sables des voies urinaires, la Gravelle et les Coliques
Néphrétiques, etc. etc., d'après la méthode chinoise
du **CONG-FOU**.
Cette attitude procure toujours un soulagement instantané.

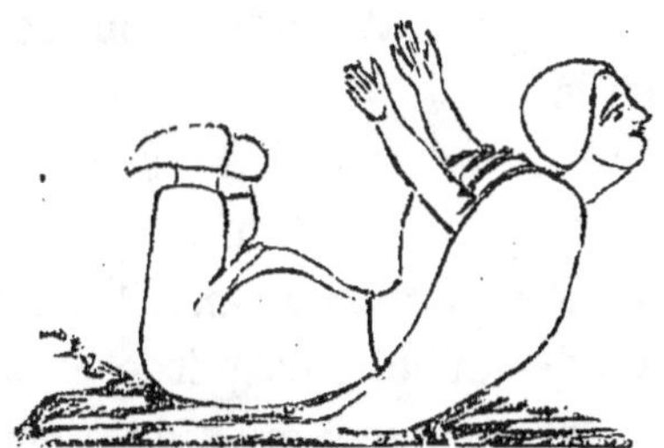

PARIS

J. B. BAILLIÈRE et FILS

Rue Hautefeuille, 19

LONDRES : BAILLIÈRE, TINDALL AND COX | MADRID : C. BAILLY-BAILLIÈRE
BRUXELLES : HENRI MANCEAUX — GUSTAVE MAYOLEZ

1878

TRAITEMENT HÉROIQUE

DE

LA GRAVELLE

AU MOYEN DE

MÉDICAMENTS SPÉCIFIQUES

La gravelle mérite bien, par sa fréquence, que des praticiens en fassent leur spécialité, car, pour citer un exemple, en dix années, dans le royaume Lombard-Vénitien, on compta un calculeux sur trente-trois mille six cents habitants. D'après le relevé de nombreuses statistiques, il y a en France, sur 300,000 habitants, environ 65 calculeux qui se font opérer pour être débarrassés de la pierre. Ces chiffres sont encore bien loin de donner une idée du nombre réel des graveleux, puisque cette maladie peut atteindre tous ceux qui souffrent de l'arthritis.

Les diverses variétés de la lithiase sont des complications de la maladie constitutionnelle appelée *arthritis*, vulgairement *goutte* et *rhumatisme*. Ce sont des complications et non des affections, parce qu'elles surviennent à des périodes quelconques de l'arthritis, aussi bien à son début et dans son cours que dans sa période terminale. Scudamore est allé jusqu'à dire que les goutteux, sans exception, sont, à une époque quelconque, attaqués par la gravelle.

La gravelle est *accidentelle* ou *habituelle*, suivant que les calculs apparaissent à des périodes éloignées et irrégulières, ou se montrent à des époques de plus en plus rapprochées et finissent par ne laisser que des intervalles de plus en plus courts.

Goutteux et rhumatisants, vérifiez tous, de temps à autre, si vos urines ne laissent pas déposer, au moment de l'émission, des poussières briquetées d'acide urique.

La lithiase est généralement une lésion arthritique. Ses causes sont donc les mêmes que celles de la goutte et du rhumatisme. Elle peut alterner avec diverses affections symptômatiques de l'arthritis ; mais la gravelle habituelle prend souvent une prédominance telle qu'elle devient la principale manifestation de la maladie constitutionnelle.

Les calculs se divisent en 5 variétés sous le rapport du volume : 1° *sable*, 2° *gravelle*, du volume d'une tête d'épingle, 3° *graviers*, plus gros, mais pouvant encore passer par l'urèthre, 4° *calculs*, ne pouvant plus franchir le canal, 5° *pierres*, calculs très-volumineux et n'ayant d'autre limite que celle de l'extension de la vessie. Malgré ces définitions assez précises, il arrive souvent, dans la pratique, que l'on confond la gravelle et les graviers. Les mots usuels étant compris par tout le monde, nous nous contentons de faire cette observation, mais nous ne nous piquerons pas, dans un travail qui s'adresse à la fois aux médecins et aux malades, d'une précision trop absolue.

Les concrétions salines se divisent, au point de vue chimique, en un grand nombre d'espèces. On peut cependant distinguer principalement cinq sortes de gravelle : 1° *gravelle rouge*, la plus fréquente, avec calculs d'acide urique ; 2° *gravelle grise*, avec calculs phosphatiques ; 3° *gravelle blanche*, avec calculs de carbonate de chaux ; 4° *gravelle jaune*, avec calculs d'oxalate de chaux, qui sont quelquefois rougeâtres ou d'un rouge-brun ; 5° *gravelle pileuse*, caractérisée par un sédiment dans lequel on trouve l'acide urique et le phosphate de chaux cristallisés autour des poils. Enfin on rencontre assez souvent des calculs mixtes, c'est-à-dire formés par plusieurs éléments, mais l'énumération en serait trop longue.

Il y a un rapport entre la composition chimique des calculs et les symptômes qu'ils produisent ; les calculs d'acide urique, qui sont les plus fréquents de tous, correspondent à la forme bénigne et surtout à la forme commune de la goutte, tandis que ceux de phosphate ammoniaco-magnésien correspondent surtout à la goutte maligne, aux récidives et aux manifestations chroniques invétérées de l'arthritis.

La gravelle *rouge* ou *d'acide urique* est de beaucoup la plus fréquente ; sur 205 calculs analysés par le chimiste Chevalier, il y en eut 173 d'acide urique et d'urate d'ammoniaque, 3 d'acide urique et de phosphate, 1 d'acide urique, de phosphate et d'oxalate de chaux, 25 de phosphate de chaux ou de phosphate ammoniaco-magnésien, et 3 d'oxalate de chaux.

La lithiase est caractérisée par la formation, dans les voies urinaires, depuis les reins jusqu'à la vessie, de concrétions plus ou moins volumineuses ayant pour base un ou plusieurs des sels contenus dans l'urine normale ou anormale. Au point de vue chirurgical, on distingue la gravelle et la pierre. La gravelle est la formation de concrétions salines dans les reins. Dans la variété la plus bénigne, les concrétions sont fines et se présentent sous forme de sable. Avec cet aspect, elles peuvent rester longtemps inaperçues. Ce sable se distingue des dépôts d'acide urique, parce qu'il est tout formé au moment où l'urine est rendue, tandis que les sédiments se déposent par suite du refroidissement de l'urine et commencent à se produire sur les bords du vase, là où la couche du liquide est moins épaisse et plus tôt refroidie, tandis que le sable gagne de suite le fond du vase.

Dans les cas les plus simples de gravelle, on ne constate que l'expulsion facile et sans douleur d'un nombre plus ou moins considérable de graviers arrondis, oblongs, quelquefois aplatis, anguleux, réniformes, etc. Ces graviers varient de la dimension d'un grain de chenevis à celle d'une lentille. Quelques-uns plus gros et de forme irrégulière déchirent les uretères et l'urèthre et causent une douleur très-passagère, mais assez vive. Il y a des malades qui n'observent cela qu'une fois dans leur vie; d'autres ont plusieurs atteintes, à des époques éloignées. Mais la gravelle présente rarement cette bénignité. Elle s'annonce le plus souvent par des sensations de pesanteur et d'engourdissement dans l'un des reins, une hématurie (pissement de sang) variable en quantité; puis se manifeste la colique néphrétique.

L'accès débute habituellement d'une façon subite, par une douleur *déchirante* dans l'un des reins ou dans les deux. Cette douleur irradie le long des uretères vers la vessie, atteint la cuisse, qui éprouve surtout une sensation d'engourdissement, et le testicule, qui se rétracte vers l'anneau inguinal. La souffrance atteint rapidement son plus haut degré d'intensité. Les malades sont dans un état très-marqué d'angoisse et d'agitation; ils prennent les positions les plus variées, et leur état, quand il se prolonge plusieurs heures, devient très-alarmant; quelques-uns ont du délire ou des convulsions. La peau est couverte de sueur froide, la face est altérée, le pouls est filiforme. Il y a toujours des nausées, souvent des vomissements. La constipation est opiniâtre.

L'accès peut durer moins d'une heure, et peut se prolonger plusieurs heures, huit, treize heures, etc.

Souvent la douleur se déplace avec le calcul, et son siége n'est plus en arrière à la région rénale, mais en avant sur le trajet de l'uretère : la pression augmente ces douleurs, mais la pression sur les reins est avantageuse. Enfin, quand la colique néphrétique va cesser, la douleur se calme et l'accès se termine par l'expulsion d'une urine trouble, sanguinolente, contenant un ou plusieurs calculs. Très-souvent il n'y a que rémission et après un intervalle variable survient un autre accès, soit qu'un seul ne suffise pas pour l'expulsion d'un calcul unique, soit qu'il y ait plusieurs concrétions à évacuer. On a vu des cas où il a fallu plus d'une semaine et un grand nombre d'accès pour l'expulsion d'un seul calcul.

Chez un grand nombre de malades, la gravelle devient *habituelle*, les accès de colique néphrétique se rapprochent d'année en année, les reins s'enflamment et dans le bassinet se forment des calculs rénaux trop volumineux pour traverser les uretères. Alors la pyélite (inflammation des bassinets et des calices), la néphrite (inflammation des reins), le phlegmon périrénal et leurs suites fâcheuses viennent compliquer la gravelle et constituer un état fort grave qui amène presque toujours la mort.

C'est surtout après l'âge critique que la gravelle peut prendre chez les femmes une grande intensité, et ce n'est souvent qu'après la cessation complète des règles qu'elles souffrent de coliques néphrétiques.

La rétention dans la vessie d'une ou de plusieurs concrétions salines qui s'accroissent et peuvent atteindre un volume énorme et dépasser le poids de trois kilogrammes, voilà en quoi consiste la pierre. Dans le cas de beaucoup le plus fréquent, la pierre se développe autour d'un calcul rénal resté dans la vessie, d'autres fois elle se forme sur un corps étranger introduit dans cet organe.

Dans le cas de pierre, l'urine joue le rôle *d'eau pétrifiante* et ses sels se précipitent et se condensent sur le corps étranger. Cette lésion se montre à tous les âges ; elle est fréquente dans la seconde enfance et surtout dans la vieillesse, mais elle est relativement rare chez la femme.

Parmi les symptômes déterminés par la pierre, on remarque d'abord en premier lieu une douleur correspondant à l'extrémité de la verge, augmentant par le mouvement et surtout les secousses de la voiture, s'accompagnant de ténesme vésical, et souvent d'une interruption subite du jet de l'urine. Ensuite on observe la présence du sang dans l'urine, surtout lorsque le malade a été en voiture : ce symptôme doit être constaté avec soin. Quand la pierre séjourne depuis longtemps, la vessie présente habituellement un degré plus ou moins prononcé de catarrhe. Les douleurs et le catarrhe vont en augmentant à mesure que la pierre grossit ou que le malade avance en âge, et la mort devient inévitable, si on ne parvient pas à extraire le calcul par la taille ou la lithotritie (1). Des érections importunes contribuent singulièrement à fatiguer certains malades affectés de cette terrible maladie.

Pour détruire l'état morbide qui cause les calculs,

---

(1) Le meilleur livre que la science contemporaine ait produit sur la gravelle est dû à la plume compétente du Dr L.-Aug. Mercier, dont les médecins qui se vouent aux maladies des organes génito-urinaires ne sauraient trop méditer les savants écrits, surtout au point de vue pathologique, hygiénique et chirurgical, car l'auteur s'occupe peu de thérapeutique spécifique; mais un seul homme ne peut pas exceller en tout. Voici le titre du livre en question : *Traitement préservatif et curatif des sédiments, de la gravelle et de la pierre urinaires, et de diverses maladies dépendant de la diathèse urique.* 1 vol. in-12 de VIII-504 p. avec 72 fig. intercalées dans le texte. 1872. Chez Delahaye, place de l'École-de-Médecine. Prix *franco* : 7 fr.

un certain régime est utile. Certains médecins le prescrivent avec une sévérité tellement exagérée, que peu de malades ont le courage et la patience de s'y soumettre. Voici à quoi on peut le réduire :

Le calculeux doit être sobre; il ne doit pas trop consommer de viandes noires, sans pour cela user souvent des viandes blanches, qui ne nourrissent pas assez. Il faut manger peu de pain, de haricots, de pois, de lentilles et de fèves. On doit préférer quelques légumes féculents peu azotés, comme les pommes de terre, les carottes, les salsifis, les racines de céléri, les betteraves, les topinambours, les melons, les potirons, les aubergines, les concombres, etc. On doit augmenter la proportion des légumes verts et herbacés, tels que les épinards, la chicorée, la laitue, les artichauts, les blettes, les choux-fleurs, les cardons, etc., au beurre ou à la crême. Il faut s'abstenir des liqueurs, du thé, du café. Le vin doit être très-étendu d'eau. On doit proscrire de l'alimentation tout ce qui produit un effet inflammatoire sur les voies urinaires. L'oseille est prohibée, surtout dans la gravelle oxalique. Du reste le plus important est de recommander l'exercice corporel actif, car l'exercice passif de la voiture est défavorable. On doit entretenir la liberté du ventre. Le sommeil doit être modéré. Enfin l'essentiel est de suivre un bon traitement spécifique, car le régime le plus sévère ne guérit pas. J'ai vu des calculeux guérir très-bien par l'usage des remèdes, sans suivre aucune règle rigoureuse dans leur alimentation. Un médecin qui insiste trop sur le régime décèle qu'il compte peu sur la thérapeutique, qui est pourtant le but suprême de l'art de guérir.

Le traitement général de la gravelle rouge rentre dans celui de la goutte. Les eaux alcalines faibles, par exemple, celles d'Evian, produisent souvent d'heureux résultats; mais il n'est plus permis de tenter la dissolution des calculs uriques avec des eaux alcalines, car les principaux spécialistes ont constaté que les eaux de Vichy ne diminuent point la grosseur des calculs et que dans bien des cas même elles agissent défavorablement en déterminant le dépôt des phosphates sur les calculs uriques. On doit se rappeler les sages critiques de Trousseau sur l'emploi trop général des eaux de Vichy chez les goutteux. Il faut en dire autant des eaux de Vals. Quant à Contrexéville et à Euzet-les-Bains, le Contrexéville du Midi, on ne peut nier que leurs eaux, si elles font du bien aux uns, soient inefficaces ou nuisibles pour d'autres. Les eaux minérales ne sont pas encore sorties du domaine de l'empirisme. La matière médicale nous offre des agents plus certains, si nous ne dédaignons pas les richesses amassées par les médecins des siècles passés.

Pour guérir la gravelle, il faut recourir aux médicaments qui agissent spécialement sur les reins et les voies urinaires, et qui, par suite de cette électivité, jouissent de la propriété de changer la modalité morbide qui détermine la formation des calculs. Pour passer en revue tous les remèdes employés contre la gravelle, un gros volume serait nécessaire. Tous les règnes de la nature ont fourni des substances qui ont mérité l'attention de praticiens sérieux. Dans le règne végétal, on peut signaler les médicaments suivants: asperge, oignon (1), verge dorée, aubépine, suc de l'*agaricus*

---

(1) Les asperges et les oignons étant des remèdes de la gravelle, les malades ne pourront pas en prolonger l'usage sans danger et ils feront bien de n'en prendre qu'accidentellement, à moins qu'un médecin leur prescrive la manière de se les administrer utilement, si on en a positivement retiré d'heureux effets, en les prenant dans certaines conditions. La bière et le thé sont dans le même cas.

piperatus, amandes amères, cétérach, collinsonia, diosma, cresson, filipendule, fraises, geranium robertianum, lierre-terrestre, houblon, hyssope, baies de genièvre, persicaire, baies de plusieurs espèces de rhamnées, huile de lin, diverses espèces de joncs, etc., etc. Parmi les substances minérales, on a trouvé le jade ou *pierre néphrétique*, l'eau de chaux, la magnésie, le borax, le boro-tartrate de potasse, la solution de carbonate de potasse, etc. Tout le monde connaît l'emploi usuel du bicarbonate de soude. Enfin le règne animal a fourni aux anciens guérisseurs l'urine, la cochenille, les cloportes et jusqu'à la poudre de scorpion, etc. Mais, comme il faudrait, nous le répétons, un volume entier pour consacrer quelques explications à tous les *lithontriptiques* proposés jusqu'à ce jour, mieux vaut se borner à signaler les médicaments qui méritent le plus de confiance. On doit d'autant plus s'y attacher, qu'ils sont bien éprouvés. J'omets de parler ici des remèdes secrets qui ont été préconisés pour la gravelle en plus grand nombre que pour toute autre maladie. Je passe également sous silence l'interminable série des recettes domestiques. Chaque graveleux pourrait raconter les nombreux essais qu'il a faits. On voit des personnes qui, n'ayant eu la gravelle qu'*accidentellement*, attribuent trop légèrement leur guérison à tel ou tel remède. Ainsi certains goutteux ayant eu la gravelle, prétendent que la décoction de pois chiches torréfiés leur a réussi sans retour.

Les meilleurs médicaments spécifiques de la gravelle sont le colchique d'automne, l'hélonias dioïca (colchicacées), le pollen de lycopode, la salsepareille et le phosphore. On doit louer aussi la bryone, le baume de copahu, le thé vert et l'azotate d'urane.

Dans un certain nombre de cas, on réussit avec l'arsenic à éloigner beaucoup les accès de gravelle.

Les médicaments généralement indiqués dans la colique néphrétique sont la belladone, le chanvre indien, là noix vomique et le sulfure de calcium. La belladone et le sulfure de calcium correspondent bien à l'ensemble des symptômes. La busserolle, raisin d'ours est le médicament qui a réussi le plus souvent, parce qu'il a été souvent employé ; mais ce n'est pas le meilleur. Le millepertuis est plus actif.

Les bains, les lavements, des boissons abondantes et, dans le cas où la douleur est trop violente, le chloroforme, constituent des auxiliaires puissants pour vaincre les coliques néphrétiques.

Dans les douleurs des reins produites par la gravelle, il est bon de prendre souvent la pose indiquée par le système de gymnastique médicale que les Chinois appellent *Cong-fou*. Il est surtout utile de prendre cette posture dans les accès de coliques néphrétiques. Le P. Amiot dit qu'on en débite bien des effets et des cures. Le Dr N. Dally a vérifié cette attitude contre le lumbago (vulgairement tour de reins), la gravelle et les douleurs néphrétiques. Elle a toujours procuré un *soulagement instantané*. Comme il s'agit ici d'une certaine pression sur les reins avec tension des muscles antérieurs du corps, on peut prendre des attitudes différentes qui prédisposent les muscles de la même manière et se faire exercer cette pression par une autre personne. Ce remède gymnastique est d'un usage héréditaire en Hongrie. Pour l'utilité des malades, nous avons mis en tête de notre opuscule le dessin chinois représentant cette pose Les personnes obèses ou affaiblies peuvent se faire soutenir les jambes et surtout les bras, en se faisant faire des pressions ou des frictions sur les reins; mais la pose seule est nécessaire, le reste n'est qu'auxiliaire. Pour faciliter les effets de la pose en question, les

Chinois ont, par la suite des temps, fait prendre une infusion de cinabre et d'alun dans l'eau froide; mais nous préférons les remèdes végétaux dont nous parlerons plus loin.

La liqueur de Harlem, remède hollandais, s'est montrée d'une admirable efficacité dans les coliques néphrétiques avec cheminement très-douloureux des calculs à travers les uretères et dysurie ou même ischurie (suppression complète d'urine). Elle réussit à abréger de terribles accès de cette espèce. Or l'analyse de cette liqueur a décelé qu'elle se compose des produits empyreumatiques de la combustion et de la distillation du bois et des baies du genévrier commun.

Le Dr L. Turrel croit que le plus puissant remède des coliques néphrétiques occasionnées par les calculs uriques, est le *pareira brava*, pareire à feuilles rondes, liane à feuilles en cœur, vigne-vierge à bâtons, cissampolas butua (ménispermées), qui croît dans le Brésil et dans les Antilles et dont les vertus ont été mille fois reconnues dans les néphrites calculeuses, par Helvétius, qui croyait que son usage pouvait dispenser de la taille; par Geoffroi, qui était presque aussi prévenu en faveur du même remède, et par Decourtilz, qui, dans sa *Flore des Antilles*, rapporte les merveilleux effets de ce médicament, qu'il avait pu expérimenter aisément pendant son séjour dans les lieux mêmes où croît le *pareira brava*. C. Bradie même l'a vanté.

Le bois néphrétique ou bois de Coult (*lignum nephreticum*), qu'on rapporte à l'arbre mexicain nommé *Coatlis* par Hernandez, vient de la Nouvelle-Espagne et on l'identifie peut-être à tort au *Guilandina moringa* (Légumineuses). Il est renommé comme spécifique de la goutte et de la gravelle, parmi les nègres, dans les Antilles françaises. C'est aux révélations d'une vieille négresse qu'on doit la connaissance de ce médicament, qu'une mystérieuse tradition réservait à certains adeptes, qui étaient jaloux d'en garder le secret. Les vieux médecins, guidés par les indigènes, ont vanté l'efficacité merveilleuse de ce médicament dans les maladies de la véssie, les difficultés du cours de l'urine, la gravélle, les coliques néphrétiques, les obstructions du foie et de la vésicule biliaire, etc. etc. Mais cet agent est tombé dans l'oubli, comme tant d'autres remèdes précieux, et la difficulté de se le procurer n'y a pas peu contribué. Le Dr L. Turrel a pu cependant vérifier la remarquable efficacité du *Bois néphrétique* pour atténuer les attaques de goutte, lorsque les articulations sont gonflées sans rougeur et empâtées au point de rendre tout mouvement fort douloureux ou impossible.

Certaines circonstances m'ont permis d'acquérir une grande provision de *bois néphrétique* et m'ont mis en état de constater depuis des années que ce remède donne un succès constant dans la gravelle rouge, qui est si fréquente. Je n'ai pas encore eu l'occasion de traiter un assez grand nombre de gravelles autres que la gravelle rouge, pour dire juste jusqu'à quel point ce spécifique agit sur toutes les variétés de cette désespérante maladie ; mais je suis certain que c'est le moyen le plus héroïque pour guérir la gravelle rouge, du moins avec les échantillons dont je dispose et en soumettant diverses parties de ce végétal à une longue et difficile trituration.

Ce médicament procure non-seulement la guérison prompte et décisive des souffrances provenant de la présence et du cheminement des calculs, mais encore il prévient définitivement le retour des coliques néphré-tiques, tandis que le *pareira brava* se borne à les atténuer progressivement dans leur intensité et leur périodicité, de l'aveu même de ceux qui préconisent le plus cette liane. Aucun des nombreux graveleux qui ont suivi notre traitement n'a vu revenir de coliques néphrétiques, par la bonne raison que tous les graviers avaient été expulsés et qu'il ne s'en formait plus de nouveaux. Une seule dose a suffi souvent pour guérir sans retour des gravelles récentes.

La colique néphrétique guérie par notre remède n'est suivie ni d'épuisement ni des symptômes pénibles qui succèdent d'une manière si fâcheuse et parfois si grave à ces effrayantes crises. C'est le plus parfait remède pour guérir la néphrite parenchymateuse. On en prend, chaque mois, pendant trois jours seulement, une certaine quantité triturée avec du sucre. Une dose plus considérable est versée dans un litre d'eau pour faire une décoction, qu'on laisse bouillir pendant un quart d'heure. On administre une cuillerée à soupe de cette tisane, chaque quart-d'heure, dans les coliques néphrétiques, en mettant les malades, autant que possible, dans la pose chinoise figurée en tête de notre publication. On espace de plus en plus les cuillerées à mesure que l'amélioration fait des progrès.

Quand on fait usage de nos triturations pour la gravelle habituelle ou chronique, on rend ordinairement du sable ou des graviers pendant les trois jours qui suivent l'administration du médicament, puis les urines deviennent souvent troubles pendant un certain temps, parce que la grande quantité de matière muqueuse qui rend l'urine *épaisse* est précipitée de son dissolvant naturel, ou que l'acide urique, que le remède fait évacuer en abondance, précipite par le refroidissement du liquide.

Le sable rendu de suite après la prise du remède

est ordinairement fin, par suite du court séjour qu'il a fait dans les voies urinaires ; mais à mesure que l'on répète le médicament, il arrive que son effet d'évacuation du sable ne se produit que quelque temps après la prise, à un intervalle de quinze jours, par exemple, et on constate alors que ce sable a des grains sensiblement plus gros, mais aussi plus faciles à écraser que le sable rendu dès qu'on a pris le remède. Cette différence vient de ce que le sable rendu en second lieu a séjourné dans les voies urinaires plus longtemps que celui rendu au début du traitement. Ces évacuations doivent réjouir le malade, car elles lui font voir qu'il ne se formera plus ni graviers, ni pierre, et qu'il n'aura plus de coliques néphrétiques.

Ainsi donc le bois néphrétique chasse les calculs des voies urinaires, et il fait expulser facilement et sans douleur le sable et les graviers. Nous sommes certain que c'est le remède le plus efficace pour la colique néphrétique, l'ayant employé avec un succès constant et complet sur un grand nombre de personnes, et en ayant toujours obtenu les plus heureux résultats. Par son usage, les calculeux malades depuis longtemps rendent beaucoup de graviers, après avoir éprouvé auparavant une diminution sensible dans leurs douleurs et un soulagement marqué dans tous leurs maux. Si, après une première guérison, on commet des imprudences, des écarts de régime ou des fautes contre l'hygiène, et que par suite on ressente encore quelques douleurs dans les reins, ou s'il s'y forme de nouveaux graviers, on se remet à l'usage du remède, jusqu'à une entière guérison, qui est toujours fort prompte. Dans les cas de douleurs les plus extrêmes des coliques néphrétiques, l'effet est d'une célérité magique. J'invite tous les médecins et tous les calculeux à vérifier l'efficacité d'un remède doux, inoffensif, facile à administrer et jouissant d'une infaillible spécificité dans la gravelle rouge.

Adrien **PELADAN** fils,

médecin spécialiste,

rue de la Vierge, 10, à *NIMES (Gard)*.

AVIS

Les personnes qui désirent consulter l'auteur par correspondance, doivent joindre à leur lettre un mandat-poste de 6 francs. On recevra *franco*, par le retour du courrier, le médicament le mieux indiqué par l'état actuel du malade, avec la manière de l'administrer. Si, par précaution, on veut avoir sous la main le spécifiqne pour la colique néphrétique, on doit envoyer 12 francs pour recevoir à la fois un remède pour guérir la gravelle et un autre pour dissiper promptement la colique néphrétique. Il faut indiquer comment ont été les accès antérieurs, pour que la manière de prendre le médicament soit bien indiquée au consultant.

La brochure de l'auteur intitulée : *Traitement héroïque de la gravelle par les médicaments spécifiques*, est envoyée *franco* à toute personne qui en fait la demande par lettre affranchie, en envoyant 50 centimes en timbres-poste. Elle est expédiée *franco* à toute personne qui demande une consultation dans les conditions indiquées plus haut.

Sur un certificat du curé, du maire, de l'instituteur de la commune, du pasteur ou du rabbin, attestant l'indigence des malades, les remèdes sont expédiés *franco* à moitié prix.

Afin d'éviter tout retard dans l'expédition, on est instamment prié d'indiquer dans la lettre de demande le bureau de poste qui dessert la localité.

Pour éviter tout soupçon de charlatanisme et toute apparence de remède secret, les noms des remèdes accompagnent toujours les flacons de trituration, avec l'estampille de l'honorable pharmacien à qui nous en avons confié la préparation, et à qui l'on peut aussi adresser les demandes :

Monsieur DOLQUE, pharmacien, place Saint-Charles, 4, à Nimes (Gard).

Une remise de 25 p. % est faite aux médecins et aux pharmaciens, qui n'ont à envoyer que 4 fr. 50 c. au lieu de 6 fr. et que 9 fr. au lieu de 12 fr., pour recevoir les remèdes *franco*.

La présente brochure sera envoyée *franco* à tout médecin ou pharmacien qui en fera la demande par lettre affranchie ou carte postale.

Toute demande peut être envoyée à l'une ou à l'autre des deux adresses citées plus haut.

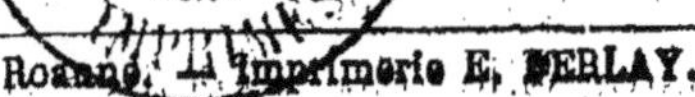

www.ingramcontent.com/pod-product-compliance
Lightning Source LLC
LaVergne TN
LVHW050253030726
842520LV00006B/2355